CROUP

TRACHÉOTOMIE. — GUÉRISON

PAR

Le Dr P. BLOC

Ancien Interne et Lauréat des Hôpitaux; Chef de clinique chirurgicale intérimaire de la Faculté ;
Membre titulaire et Lauréat de la Société de Médecine et de Chirurgie pratiques ;
Médecin-Inspecteur des Eaux minérales d'Amlabre et du Cayla (Aveyron) ; Membre correspondant
de la Société d'Hydrologie médicale de Paris.
Lauréat de l'Académie nationale de Médecine (médaille de Bronze).

MÉMOIRE

Lu et discuté à la Société de Médecine et de Chirurgie pratiques
dans la Séance du 4 décembre 1877.

MONTPELLIER

TYPOGRAPHIE DE BOEHM ET FILS, RUE D'ALGER, 10

ÉDITEURS DU MONTPELLIER MÉDICAL

1878

Te 7³
108

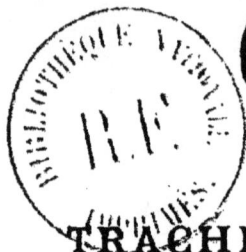

CROUP

TRACHÉOTOMIE. — GUÉRISON

PAR

Le Dr P. BLOC

Ancien Interne et Lauréat des Hôpitaux ; Chef de clinique chirurgicale intérimaire de la Faculté ;
Membre titulaire et Lauréat de la Société de Médecine et de Chirurgie pratiques ;
Médecin-Inspecteur des Eaux minérales d'Andabre et du Cayla (Aveyron) ; Membre correspondant
de la Société d'Hydrologie médicale de Paris.
Lauréat de l'Académie nationale de Médecine (médaille de Bronze).

MÉMOIRE
Lu et discuté à la Société de Médecine et de Chirurgie pratiques
dans la Séance du 4 décembre 1877.

MONTPELLIER

TYPOGRAPHIE DE BOEHM ET FILS, RUE D'ALGER, 10

ÉDITEURS DU MONTPELLIER MÉDICAL.

1878

CROUP.

TRACHÉOTOMIE — GUÉRISON.

Le jeune Jean M...., âgé de 5 ans et demi, qui fait le sujet de cette observation (et que je présenterai à la Société à la fin de la séance), est un enfant de taille moyenne, peu coloré, nerveux, mais qui n'a jamais eu jusqu'à ce jour de maladie sérieuse. Il a commencé à être indisposé le 2 avril; il était enrhumé du cerveau, me dit sa mère, et toussait un peu; le voyant triste et fatigué, elle le coucha de bonne heure; l'enfant dormit et transpira beaucoup; le lendemain il allait mieux; la semaine s'écoula ainsi, avec des alternatives de santé et de faiblesse, avec de la toux et un peu d'oppression le soir.

Le mardi 17, l'enfant fut plus fatigué que les jours précédents; il ne voulait pas jouer et refusait de manger.

Même état jusqu'au jeudi 19. Dans la soirée de ce jour, l'enfant est accablé, triste, refuse de se livrer à ses jeux habituels, et de temps en temps tousse *rauque*; cependant il dormit assez bien, et la toux fut très-modérée pendant la nuit.

La journée du vendredi 20 se passa comme celle du jeudi, avec des alternatives de toux et de bien-être.

Le samedi 21, l'enfant est beaucoup plus fatigué, il tousse de plus en plus rauque; sa mère lui fait alors avaler 30 gram. d'ipéca : l'enfant vomit de la bile et quelques glaires, mais il n'est pas soulagé; la nuit est mauvaise, l'enfant est très-agité et continue à tousser.

On se décide enfin à appeler un médecin; le professeur-agrégé Gayraud voit le petit malade le dimanche 22. Il ne constate, après un minutieux examen, absolument rien de suspect à la gorge, si ce n'est un peu de rougeur aux piliers et au voile du palais; il n'existe de fausses membranes ni aux amygdales ni au pharynx;

à l'auscultation, il perçoit des râles bronchiques à droite ; il formule une potion kermétisée. — La nuit est meilleure.

Lundi 23. La journée se passe sans nouvel incident ; la toux est plus *grasse* ; l'enfant s'est levé et a joué dans la chambre.

Mercredi 25. Même état.

Jeudi 26. La toux redevient rauque ; le médecin constate sur l'amygdale gauche un petit point blanc qu'il enlève très-facilement avec le bout d'un pinceau de blaireau imbibé d'un collutoire astringent ; il badigeonne l'arrière-gorge, les amygdales, et recommande cette pratique plusieurs fois par jour.

Vendredi 27. Mauvaise journée : le soir et la nuit, quintes de toux rauque, expectoration de mucosités filantes ; un vomitif administré à dix heures du soir fait rendre encore des mucosités. Nuit agitée ; l'enfant ronfle en respirant.

Samedi 28. L'enfant est oppressé et ronfle toujours ; la voix est plus faible ; la bronchite suit son cours. Il n'y a rien aux amygdales, aux piliers du voile du palais et au pharynx, aussi profondément que l'on peut l'observer ; l'enfant est abattu.

Obligé de s'absenter, M. Gayraud confie le malade à notre confrère le Dr Caisso.

Dans la soirée (samedi 18), la respiration devient courte, sifflante, la voix est éteinte.—M. Caisso, appelé à dix heures, prescrit une potion au perchlorure de fer, un vésicatoire à chaque bras, un thapsia sur la poitrine ; les pieds sont enveloppés de coton, et de plus il administre 40 gram. de sirop d'ipéca. — L'enfant n'a que fort peu vomi, et la nuit a été des plus mauvaises ; il se soulève pour respirer et fait des efforts inouïs pour vomir.

Dimanche matin, à neuf heures et demie, le Dr Caisso constate que l'affection a fait de rapides progrès ; l'enfant est très-affaibli, la respiration sifflante, pénible, presque uniquement diaphragmatique.

Jugeant la situation très-grave, M. Caisso désire, en l'absence de M. Gayraud, s'adjoindre un chirurgien, et je suis appelé auprès du malade.

Je constate les symptômes d'une asphyxie imminente : cyanose, mouvements convulsifs; respiration courte, sifflante; abattement extrême. Je ne vois absolument rien de suspect à l'inspection de la gorge. Je diagnostique cependant un croup trachéal; M. le Dr Caisso incline pour une laryngite striduleuse ou un œdème de la glotte, se basant sur l'absence absolue de fausses membranes, et ne pense pas qu'il y a indication à opérer.

Nous revoyons le malade à trois heures; même état: faiblesse plus considérable; tous les symptômes énumérés plus haut ont augmenté; je persiste toujours dans mon opinion de croup laryngé et de nécessité immédiate de l'opération, me basant sur ce fait, qu'en dehors même de toute diphthérie, le traitement unique de l'asphyxie c'est la trachéotomie, et que nous avons devant nos yeux un enfant qui se meurt faute d'air.

Cependant je dois attendre encore jusqu'à cinq heures du soir, heure à laquelle nous devons nous retrouver auprès du petit M...

La maladie a fait de tels progrès que je crains de voir l'enfant succomber sous nos yeux: l'engorgement sous-maxillaire est considérable, l'asphyxie imminente; la respiration est surtout diaphragmatique; à chaque inspiration, des plus pénibles, le creux épigastrique s'accuse d'une façon exagérée et l'apophyse xyphoïde vient faire une saillie considérable au dehors; on a donné avec juste raison le nom de *tirage* à ce mode insolite de respiration.

Je pratique la trachéotomie en présence de M. Caisso et MM. Chavanette et Reydier, étudiants en médecine. L'enfant est placé devant une fenêtre, dans la position classique; il ne fait aucun mouvement au moment de l'incision cutanée, et paraît ne pas se douter de l'opération à laquelle il est soumis. Suivant le précepte de Trousseau, je vais très-lentement, disséquant couche par couche, évitant autant que possible les veines, et j'arrive à la trachée, dont j'incise trois anneaux.

Le malade n'a pas perdu une cuillerée de sang. Dès que j'ai incisé la trachée, l'air pénètre en sifflant et sort de même; je saisis alors la pince dilatatrice de Laborde, et je pénètre dans l'ouverture, mais j'éprouve de la difficulté à introduire la canule, à cause du petit volume de la trachée, qui est trop ouverte par l'écartement de la pince, et dont la paroi postérieure vient s'accoler à l'antérieure ; je rejette la pince, et à l'aide de mon ongle, qui entr'ouvre légèrement la plaie trachéale, je fais glisser très-facilement, cette fois, la canule double n° 1. L'opération a duré douze minutes environ.

Aussitôt après l'introduction de la canule, le ronflement cesse, la cyanose disparaît, et l'enfant, qui paraît se réveiller d'un profond sommeil, se soulève et nous regarde avec un étonnement des plus significatifs. Il respire *largement*, la poitrine se dilate, le diaphragme a repris ses fonctions normales. Le pansement ordinaire est fait : la canule est fixée, et, sur son ouverture, un diaphragme de gaze sous forme de cravate est passé autour du cou de l'enfant. La soirée a été relativement bonne : il n'y a plus d'oppression.

Voici les notes prises par MM. Chavanette, Reydier et Courtès, qui ont, avec un dévouement qui honore notre profession, veillé à tour de rôle ce jeune et intéressant malade ; qu'ils reçoivent ici mes vifs remercîments.

Dimanche 29. 136 pulsations ; 25 respirations.

On entend beaucoup mieux le murmure vésiculaire dans toute l'étendue des poumons ; par intervalles de dix minutes en moyenne , il y a des accès d'inspirations et d'expirations brusques et saccadées, avec rejet ou non de matière sanieuse et filante. — La plaie est épongée après chaque rejet de matières, ainsi que l'ouverture de la canule. — Le sommeil du petit malade est calme, interrompu de temps à autre par le désir de boire.

Il y a un léger emphysème au niveau de la plaie.—Bouillon, vin, lait, alternés ; en un mot, régime tonique.

Lundi 30, nous revoyons le malade avec MM. Gayraud et Caisso. Rien de particulier à signaler: expulsion de mucus jaune, très-épais ; respiration facile; on retire de temps en temps la canule interne pour la nettoyer; fumigations continuelles de mauve dans la chambre du malade. A 7 heures du matin, pouls à 128; respirations 24.

A midi, pouls à 128; respirations 24; la soif a diminué d'intensité.

A 4 heures du soir, pouls à 128, respirations 23. L'enfant a de temps en temps des quintes de toux ; je le trouve plus oppressé que le matin.

A 8 heures, pouls à 120. — L'enfant n'est pas plus fatigué que le matin; il a tous les quarts d'heure environ un accès de toux qui se termine par l'expectoration de mucosités ci-dessus décrites.

A 9 heures, on panse les vésicatoires, qui vont bien. — Une selle diarrhéique, mais nous n'y constatons pas de fausses membranes.

Bouillon, vin, lait, alternés; le petit malade prend avec plaisir. L'urination est normale, l'enfant se soulève seul pour la pratiquer.

Le 1er mai, à 7 heures et demie, l'enfant a bien dormi. — Pouls à 120; respirations 22. — Il rejette de temps en temps des mucosités ut suprà, mais plus épaisses, et quelquefois il faut les retirer avec la pince à fausses membranes, sinon elles sont reprises par l'inspiration; il s'endort de préférence sur le côté gauche. — Même régime.

2 mai. Nous trouvons la poitrine embarrassée, la respiration pénible; symptômes de bronchite généralisée. — Deux mouches de Milan sous les clavicules.

Potion avec : Ipéca............... 1 gram.
    Quinquina jaune........ 2 —
    Écorces d'or. am....... 1 —
infusés dans 120 gram. d'eau,
    et Sirop de polygala.... 30 gram.

3. A minuit, le malade a eu tout à coup un accès de suffocation très-pénible, on a cru qu'il allait mourir ; et il a rendu une fausse membrane très-volumineuse, mesurant deux centimètres et demi de longueur, et dans sa partie moyenne présentant l'abouchement d'une fausse membrane plus petite; le reste de la nuit a été calme, le malade a bien dormi. — Ce matin, pouls à 120 ; respiration normale.

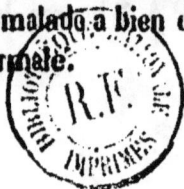

A 9 heures, expulsion d'une seconde fausse membrane bien organisée après un accès de suffocation, abrégé cette fois par l'usage de la pince à fausses membranes, qui a pu ramener au dehors cette fausse membrane, plus petite que la précédente : les mucosités rejetées sont en même temps un peu sanieuses ; le soir, un peu d'affaissement. — Pouls oscillant entre 120 et 130. — Alimentation *ut suprà*. Selle normale.

4, à 7 heures. Nuit bonne, pas de quinte de toux ; expulsion d'une petite pseudo-membrane.

A 9 heures, pouls à 124. — Le petit malade est calme et dort. — Alimentation plus substantielle : jus de viande et limonade vineuse en plus. — Les deux mouches de Milan sont sèches. Respiration toujours bronchique des deux côtés. — Le soir à 5 heures, pouls à 120. Le malade a expulsé, après des efforts très-considérables, une pseudo-membrane très-volumineuse ; on reconnaît un tube d'environ trois centimètres de longueur, qui paraît venir de la trachée elle-même.

Examinée au microscope, cette fausse membrane a donné les éléments du tissu embryonnaire pur.

Le soir, température à 38°,1, pas de fatigue exagérée ; pouls à 125. On ajoute à la potion 2 gram. de plus de quinquina. Les mucosités expulsées par la canule sont moins épaisses, mais le petit malade fait toujours des efforts considérables pour les expulser. — Pas de diphthérie généralisée.

5. Nuit bonne. — Pouls à 116 ; température 38°,1. — Il n'a plus été expulsé de fausses membranes. Une selle normale.

A 4 heures et demie du soir, pouls à 120 ; respirations 28 ; température 37°,8.

La journée a été bonne. — Issue de mucosités filantes. — L'enfant s'est amusé assis sur son lit ; il demande à manger.

Le soir à 9 heures, pouls à 120 ; respirations 28 ; température à 38°,1.

6. Le matin, pouls à 112 ; respirations 28 ; température à 38°. — Nous enlevons la canule à midi et demi : l'enfant n'a pas eu d'accès de suffocation ; l'air passe par le larynx si l'on ferme la plaie trachéale, mais difficilement et en sifflant ; l'en-

fant tousse aussitôt et repousse énergiquement la main qui ferme l'ouverture artificielle.

Je rapproche autant que possible les deux lèvres de la plaie, à l'aide de taffetas agglutinatif. Peu à peu l'air passe avec moins de peine, mais toujours avec bruit.

A 1 heure du soir, pouls à 118 ; respirations 27 ; température 38°,1.

A 4 heures et demie, pouls à 116 ; respirations 28 ; température 38°.

A 8 heures et demie, pouls à 118; respirations 25 ; température 38°,3.

La respiration laryngée est plus facile, mais il y a encore du sifflement.

7. A 9 heures, pouls à 116 ; respirations 26 ; température 37°. — La nuit a été très-bonne. Je rapproche autant que possible les deux lèvres de la plaie, dont les bords et le fond bourgeonnent. — Alimentation plus substantielle : potage, côtelette, etc. — Il y a eu deux selles naturelles.

8. Nuit excellente.—Pouls à 110.—J rapproche encore les lèvres de la plaie cutanée ; le fond de cette plaie continue à bourgeonner, et il n'existe plus qu'un petit pertuis permettant à peine le passage d'une plume de corbeau.

9. Rien de particulier. — Continuation de la potion.

10. A 9 heures du matin, l'enfant dort paisiblement ; il inspire et expire par les narines ; rien ne sort plus par la plaie. — Pouls à 112 ; température 37°,5.

10 au soir. Rien de particulier.

11. Un peu de suppuration au niveau de l'ouverture de la plaie ; il sort quelques mucosités glaireuses et un peu d'air; cependant l'enfant ne respire que par la bouche ou les narines. — Pouls à 110; température 37°,2 ; les bords de la plaie tendent à se rapprocher de plus en plus.

Du 12 au 13, rien de particulier à signaler. Les forces reviennent peu à peu. Le petit malade parle distinctement et s'est levé à deux heures sans éprouver trop de fatigue.

Le 13, je constate que la plaie trachéale est complétement

réunie, l'air ne passe plus ; les bords et les parties profondes bourgeonnent au point que je dois les toucher au nitrate d'argent pour régulariser la cicatrice.—Alimentation tonique.—L'enfant se lève une partie de la journée ; il parle distinctement. A l'auscultation, la respiration s'entend dans toute l'étendue des poumons; il a un peu de sibilance, mais aucune oppression.

Je revois le petit M... tous les jours jusqu'au 20, époque de mon départ pour Andabre ; il est totalement guéri et la cicatrice très-peu apparente.

Nous avons eu ici affaire à un croup laryngé, à cette variété de diphthérie localisée seulement au larynx et à la partie supérieure de la trachée. Ce qui le prouve, c'est la facilité avec laquelle l'enfant a respiré après l'opération, la non-inoculation des surfaces dénudées par les vésicatoires, ainsi que des bords de la plaie elle-même, et cependant on ne peut nier que ce ne fût le croup, puisque MM. Gayraud, Caisso, les élèves assistants et moi, avons pu constater, à plusieurs reprises, le rejet de tubes, de fausses membranes ; aussi croyons-nous fermement qu'il y avait indication absolue à l'opération.

Il n'en est pas de même, malheureusement, lorsque la diphthérie est générale ou maligne, car dans ce dernier cas elle tue, non comme le croup, en asphyxiant les malades par des accès de suffocation, mais elle les tue à la façon des maladies septiques, par un empoisonnement général ; c'est ce qui se produit lorsque le croup est ascendant, et qu'il ne gagne le larynx qu'après avoir déjà envahi les bronches.

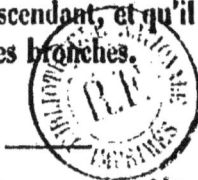

Extrait du MONTPELLIER MÉDICAL.

Montpellier.—Typogr. Bœhm et Fils.

DU MÊME AUTEUR

Étude sur l'opération de la fistule vésico-vaginale, et les meilleures conditions pour en assurer le succès. — 1872. avec 1 Planche. (2me édition, revue et augmentée en 1874.) Paris, Delahaye; Montpellier, Coulet. •

Étude toxicologique et médicale sur l'Œnanthe safranée (avec 2 Planches). — Paris, Asselin; Montpellier, Coulet.
(Travail couronné par la Société de Médecine et de Chirurgie pratiques, 1er prix, 1872.)

Sur un cas de rétrécissement du canal de l'uréthre, guéri en trois séances par l'usage des sondes de Béniqué. — 1873.

Sur deux cas de névralgie faciale rebelles, due à la carie dentaire. — 1874.

Des divers usages du caoutchouc en chirurgie et en particulier du procédé d'Esmarch. — Mémoires lus et discutés à la Société de Médecine et de Chirurgie pratiques. — 1874.

De la conjonctivite lacrymale et de son traitement. — Observations et réflexions. — Montpellier, Boehm et Fils. — 1875.

Extraits du compte rendu officiel adressé à l'Académie de Médecine, sur les principales affections observées aux Établissements hydro-minéraux d'Andabre et du Cayla. — Saison de 1875. — Saison de 1876.

Sur deux cas d'ectropion opérés et guéris par les méthodes combinées de Streatfield et de Pagenstecher. — 1877.

Coliques hépatiques. — Expulsion de cinq calculs volumineux et de sable biliaire. — Observations et réflexions. — 1877. (Mémoire qui a paru dans les *Annales d'hydrologie médicale* 1877.)

Calcul vésical chez un enfant de 8 ans. Taille médio-latéralisée. — Guérison rapide. — Observations et réflexions.

EN PRÉPARATION.

Vingt opérations de cataracte, par divers procédés. — Observations et réflexions.

Montp — Typ. Boehm et Fils.

www.ingramcontent.com/pod-product-compliance
Lightning Source LLC
Chambersburg PA
CBHW050359210326
41520CB00020B/6379